ESSAI

SUR LA PATHOGÉNIE

DE

L'ULCÈRE SIMPLE

DE

L'ESTOMAC

PAR

Le Dr Lucien GALLIARD

Ancien interne en médecine et en chirurgie des hôpitaux de Paris,
Médaille de bronze de l'assistance publique.

PARIS

OCTAVE DOIN, ÉDITEUR

8, PLACE DE L'ODEON, 8

1882

ESSAI SUR LA PATHOGÉNIE

DE

L'ULCÈRE SIMPLE DE L'ESTOMAC

DU MÊME AUTEUR

Névralgie sciatique réflexe dans l'orchi-épididymite blennorrhagique (*Gaz. méd. de Paris*, n° 50, 1878).

Eruption confluente de pustules vaccinales sur un membre affecté d'eczéma impétigineux (*France méd.*, n° 36, 1880).

Tuberculose miliaire simulant, au début, la fièvre typhoïde (*France méd.*, n° 46, 1880).

Fièvre typhoïde et tuberculose (*Union méd.*, n° 124, 1880).

Hémorrhagies pulmonaires et pleurales dans la cirrhose du foie (*Union méd.*, n° 155, 1880).

Un cas de favus généralisé (*Annales de dermat. et de syphil.*, n° 1, 1880).

Dermatome hypertrophique congénital, pigmentaire, plan, généralisé (*Annales de dermat. et de syphil.*, n° 3, 1880).

De l'emphysème, sous-cutané dans les affections pulmonaires aiguës (*Archives gén. de méd.*, déc. 1880).

Décubitus aigu dans la pneumonie (*France méd.*, n° 6, 1881).

Note sur un cas d'ictère grave (*Revue de médecine*, sept. 1881).

Société anatomique de Paris, années 1877, 1879, 1880, 1881, publications diverses.

Revue des sciences médicales en France et à l'étranger (de Hayem) années 1879, 1880, 1881, 1882, *passim*.

ESSAI

SUR LA PATHOGÉNIE

DE

L'ULCÈRE SIMPLE

DE

L'ESTOMAC

PAR

Le Dr Lucien GALLIARD

Ancien interne en médecine et en chirurgie des hôpitaux de Paris,
Médaille de bronze de l'assistance publique.

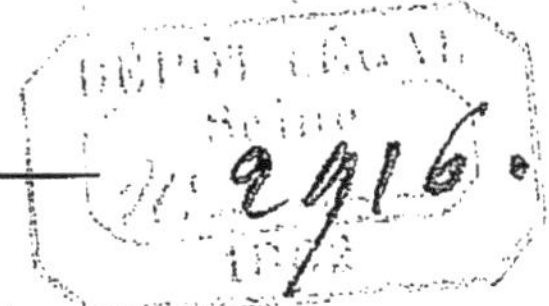

PARIS

OCTAVE DOIN, ÉDITEUR

8, PLACE DE L'ODÉON, 8

1882

A. M. LE DOCTEUR MILLARD

Médecin de l'hôpital Beaujon

ESSAI SUR LA PATHOGÉNIE

DE L'ULCÈRE SIMPLE

DE L'ESTOMAC

INTRODUCTION

Quand Cruveilhier écrivit en 1830, sur l'ulcère simple de l'estomac, la monographie célèbre qui conservera toujours une place d'honneur dans nos traités classiques, sa principale préoccupation fut de distinguer l'ulcère simple de l'ulcère cancéreux et de faire cesser ainsi la confusion qui existait jusqu'alors dans les écrits des cliniciens. Cette distinction une fois établie, l'explication du processus ulcératif ne lui semblait pas devoir être cherchée bien loin :

« L'érosion de la muqueuse se fait, disait-il, en vertu de ce travail morbide que Hunter a si ingénieusement nommé *inflammation ulcéreuse.* »

Dès lors, opposée au cancer de l'estomac, existait une affection spéciale, la gastrite chronique ulcéreuse.

Cependant, cette altération singulière, spéciale à la muqueuse gastrique, et que personne ne songeait plus à confondre avec le cancer, laissait encore une certaine hésitation dans les esprits. On se demandait si l'ulcère rond, si l'ulcère perforant était bien le résultat d'une gastrite, d'une inflammation chronique banale, et s'il n'y avait pas lieu d'introduire là un élément de nouvel ordre.

Rokitansky eut le premier l'idée d'invoquer comme cause les troubles de la circulation dans la paroi stomacale, troubles constitués par l'hyperhémie des veinules qui, à un moment donné, pouvaient laisser échapper le sang dans l'épaisseur de la muqueuse, d'où l'érosion de cette dernière.

Après lui survint Virchow; l'illustre pathologiste venait de créer la belle doctrine de l'embolie qui méritait de faire rapidement fortune. Merveilleusement appliquée à la pathologie du rein, de la rate, du poumon, cette doctrine ne devait pas manquer de jouer un rôle important dans les altérations de l'estomac. Les embolies des artères gastriques, en effet, provenant des végétations de l'endocarde ou détachées par exemple de caillots fibrineux organisés, Virchow les considéra comme la cause principale de mortification d'un territoire vasculaire, dès lors privé d'afflux sanguin et soumis aux injures du suc gastrique. A côté de l'embolie, il plaça la thrombose due à une lésion de la paroi artérielle et produisant par un mécanisme identique la nécrose partielle de l'estomac. (Infarctus de Virchow, eschare de Lebert).

On peut dire que depuis Virchow les auteurs n'ont apporté à la pathogénie de l'ulcère simple que des modifications de détail, les uns se ralliant à la doctrine du maître, les autres s'en écartant au contraire.

Il n'en est pas un (1) dont l'opinion ne se rapporte exac-

(1) Je citerai seulement pour mémoire l'opinion de Böttcher qui attribue 'ulcère rond à la présence des micrococcus; et dont la voix n'a pas trouvé d'écho dans la science.

tement à celle d'un des trois pathologistes que j'ai nommés et qui mérite de former un groupe indépendant. Aussi les théories se réduisent-elles à trois qui sont, sans tenir compte de l'ordre chronologique :

1° La théorie des troubles de la circulation veineuse (Rokitansky) ;

2° La théorie des troubles primitifs de la circulation artérielle (Virchow);

3° La théorie de l'inflammation (Cruveilhier).

Est-il nécessaire de prendre parti définitivement pour une de ces doctrines et pour une seule en déclarant que l'ulcère simple est invariablement dû à la même cause, ou vaut-il mieux suivre la tendance des auteurs contemporains, et imiter l'éclectisme de Brinton qui nie la spécificité de l'ulcère rond et prétend dire « l'ulcère de l'estomac », comme on dit « l'ulcère de jambe »? Telle est là question que je me suis posée en commençant ce travail.

Pour la résoudre, il n'y avait qu'une voie à suivre : Rassembler d'abord dans les recueils français et étrangers, dans les monographies des divers pays, les matériaux très nombreux, trop nombreux même, qui se rapportent au sujet ; analyser avec soin toutes les observations complètes, celles surtout qu'accompagne une description anatomique minutieuse; puis y ajouter des documents inédits.

Plusieurs observations m'ont été remises par mes collègues des hôpitaux, à qui je m'empresse d'adresser mes remerciements. D'autres faits ont été recueillis par les élèves de mon éminent maître, M. Millard, dans son service à l'hôpital Beaujon; sa compétence spéciale en ces matières m'a guidé dans mon travail de la façon la plus utile et je le prie d'agréer l'expression de ma gratitude pour ses précieuses directions.

Deux faits personnels enfin ont pu être soumis par moi au contrôle rigoureux de l'histologie.

C'est seulement après l'exposé de ces matériaux divers que je me croirai autorisé à présenter des conclusions définitives.

Exposé méthodique des trois théories avec faits à l'appui.

1º THÉORIE DES TROUBLES DE LA CIRCULATION VEINEUSE.

Rokitansky a admis le premier l'hyperhémie, la stase veineuse comme source d'érosions de la muqueuse.

Rindfleisch (1) remplace l'hyperhémie simple par les infarctus hémorrhagiques. Il n'a du reste qu'un fait unique à l'appui de son opinion : chez un sujet mourant de hernie étranglée et ayant eu des vomissements, il trouve de petits infarctus hémorrhagiques de la muqueuse et deux ulcères circulaires ; le rapprochement de ces deux lésions est considéré par lui comme un argument irréfutable.

La stase veineuse reconnaît elle-même des causes diverses.

A.-Axel Key (2) admet aussi l'érosion consécutive aux hémorrhagies sous-muqueuses produites par la compression des veines, celles-ci résultant des *contractions musculaires* de la paroi gastrique dans le vomissement. Mais, chose curieuse, dans une observation plus récente (3), il avoue n'avoir pu prouver l'infarctus et reconnaît que le sujet a succombé, après quinze jours de maladie, à un catarrhe aigu de l'estomac.

(1) Traité d'histologie pathologique.
(2) On del corrosi Magsärets, 1871.
(3) Sv. läk. Sällsk. För., 1874, p. 226.

Hedenius (1), à propos d'un cas d'infiltration hémorrhagique, se rallie à la doctrine de Rokitansky.

B. — Après la stase veineuse due aux contractions de la couche musculeuse, on a invoqué celle qui résulte des *troubles du système nerveux.*

En 1844, Schiff a signalé les hémorrhagies gastriques dans les lésions du corps strié, des pédoncules, de la moelle allongée et croit ici à l'altération des centres vaso-moteurs.

Brown-Séquard (2), en 1875, est revenu sur les érosions consécutives aux brûlures de la surface du cerveau.

Gottstein les a vues chez les cobayes, succédant aux excitations des nerfs sensitifs et aux lésions du labyrinthe.

Ebstein (3) les a fait naître chez des lapins et des chiens en irritant la surface du cerveau ou en sectionnant une partie de la moelle allongée.

Mayer (4) enfin les a observées dans l'intoxication strychnique qui détermine une augmentation si considérable de la pression sanguine, et Falk (5) explique par l'hyperhémie active intense des viscères les désordres consécutifs aux brûlures étendues du tégument externe.

C. — *Les oblitérations partielles ou totales de la veine porte* déterminent dans l'estomac une hyperhémie passive plus nette et mieux démontrée encore que les phénomènes d'hyperhémie active. Virchow (6) n'avait pas manqué lui-même de leur faire jouer un rôle important.

(1) Upsala Jœkareforen Förhandl. XII, 2, 1876.
(2) Soc. anatomique, 1875.
(3) Archiv. fur exp. pathol., 1874.
(4) Wien. med. Jahrb., 1872.
(5) Virchow's. Archiv., 53, p. 68.
(6) Virchow's. Archiv., 1855.

L. Müller (1) a déterminé des extravasations hémorrhagiques et des ulcérations en liant la veine porte chez des lapins.

Dans un cas d'oblitération de la veine porte, Ernous (2) a constaté des érosions de la muqueuse gastrique.

Les affections de foie peuvent avoir des conséquences analogues.

Frerichs (3) signale des érosions dans un cas de foie cardiaque avec oblitération de la veine porte. M. Millard m'a montré de pareilles altérations de la muqueuse gastrique à l'autopsie d'un sujet atteint de cirrhose du foie.

C'est par l'exagération de la pression sanguine dans le système porte qu'on peut expliquer les ulcères de l'expérience de Panum (4); ce physiologiste injecte des boulettes de cire dans la veine crurale d'un chien ; de là des vomissements. Après 10 heures la mort survient, on trouve dans l'estomac des ecchymoses et un ulcère gros comme une noisette. Il est probable que les boulettes, cheminant dans la veine cave inférieure, ont gêné le cours du sang des veines sus-hépatiques et secondairement des troncs portes.

On voit qu'en général les troubles de la circulation veineuse donnent lieu plutôt aux érosions hémorrhagiques qu'aux ulcérations véritables : « Les ecchymoses et les embolies capillaires, disent Cornil et Ranvier (n. 792), donnent lieu à une mortification très superficielle et qui ne va pas plus loin. » Rarement ces érosions sont le point de départ de lésions profondes. Cruveilhier avait admis, il est vrai, la possibilité de ce fait mais à condition de faire

<hr>

(1) Erlangen, 1860. Das corrosive Geschwür.
(2) Des oblitérations de la veine porte. Th. Paris, 1880.
(3) Traité des maladies du foie.
(4) Virchow's. Archiv., 1862. — Il faut se garder de mettre ce résultat à l'actif de l'embolie, comme l'ont fait plusieurs auteurs.

intervenir l'inflammation consécutive. Gerhardt (1), Budd et W. Fox, Brinton (2) n'ont fait que reproduire l'opinion de Cruveilhier en insistant sur les troubles circulatoires de l'estomac dans les maladies de cœur, des poumons, du foie et de la veine porte. A propos de deux alcooliques atteints d'affections hépatiques et présentant des érosions hémorrhagiques de l'estomac, Balzer (3) dans un exposé fort bien fait explique ainsi, après ces auteurs, le mécanisme de ces érosions : « Congestion passive du système veineux de la muqueuse, et en même temps irritation par l'alcool ou les produits putrides, *inflammation chronique* de la muqueuse, *petit abcès*, perte de substance agrandie par le suc gastrique. »

Ainsi donc la stase veineuse ne suffit pas, un agent nouveau doit intervenir, c'est l'inflammation.

2° THÉORIE DES TROUBLES PRIMITIFS DE LA CIRCULATION ARTÉRIELLE

Les oblitérations des artères peuvent être causées par trois ordres de phénomènes pathologiques :

L'embolie ;

La thrombose ;

La contraction spasmodique des artérioles.

Nous allons les examiner successivement, puis suivront les données de l'expérimentation physiologique.

(1) Arch. de méd., 1869.

(2) Diseases of the stomach. London, 1875.

(3) Revue mensuelle, 1877.

A. — EMBOLIES ARTÉRIELLES.

Virchow est le créateur de la théorie des embolies.

Après lui Lebert signale, en 1852, chez un chien des ulcérations gastriques coïncidant avec des concrétions fibrineuses des valvules du cœur, et n'hésite pas à admettre le mécanisme indiqué par Virchow.

Godivier (1) observe un ulcère de l'estomac et un du duodénum avec une embolie de l'artère pancréatico-duodénale.

Merkel (2) trouve sur un cadavre de l'athérome aortique et des embolies en différents points, notamment dans une artériole du duodenum, d'où un ulcère rond.

Rindfleisch (3) fait une constatation analogue.

Rapprochons de ces faits un cas d'ulcérations emboliques de l'intestin rapporté par Parensky (4) et rappelons que Landau (5) attribue les ulcérations intestinales des nouveau-nés à des embolies provenant de la veine ombilicale, passant par le canal veineux d'Arantius dans le conduit de Botal. Mais Kling (6) fait remarquer avec raison que l'explication de Landau ne s'applique pas à tous les cas.

Citons enfin, à titre d'hypothèse ingénieuse, celle de Lebert qui attribue aux embolies les ulcères qu'Ebstein a observés dans la trichinose.

En parcourant les bulletins de la Société anatomique, j'ai trouvé deux observations dont la valeur n'est pas

(1) Thèse de Paris, 1869.
(2) Wien. med. Presse, p. 316, 1871.
(3) Lehrbuch der path. Anat., p. 316, 1871.
(4) Stricker's Jahrb., p. 275, 1876.
(5) Breslau, 1874.
(6) Thèse de Munich, 1875.

égale à celle des faits précédents mais qui méritent d'être mentionnés.

Bourneville et Durand (1) : ulcère de l'estomac cicatrisé coïncidant avec des infarctus des reins chez un vieillard. Mais les valvules cardiaques sont saines et la dissection des vaisseaux de l'estomac n'a fourni aucun résultat.

Lancereaux (2) : ulcère occupant la petite courbure chez une femme ayant des infarctus des reins et des concrétions fibrineuses de l'oreillette gauche. Les artères du voisinage de l'ulcère ne sont pas oblitérées.

B. — THROMBOSES DES ARTÈRES GASTRIQUES.

Les lésions qui causent l'oblitération par thrombose sont :

L'*endartérite aiguë ou chronique* ;

L'*athérome* ;

La *dégénérescence graisseuse* ;

La *dégénérescence amyloïde.*

L'endartérite existerait d'après Steiner (3) ainsi que l'endocardite, chez les 2/3 des sujets atteints d'ulcère simple.

M. Hayem (4) a noté plusieurs fois des oblitérations artérielles dans les ulcères de l'estomac chez des vieillards ayant de l'artérite diffuse.

Fœrster (5), Cornil et Ranvier (6) signalent des athéromes très prononcés des artères stomacales qui paraissent être la cause des désordres qui nous occupent.

(1) Soc. anat., 1868, p. 221.
(2) Soc. anat., 1873.
(3) Thèse de Berlin, 1868.
(4) Soc. anat., 1868. A propos de l'obs. de Bourneville et Durand.
(5) Handb. der speciell. pathol. Anat.
(6) Manuel d'histol. pathol.

La dégénérescence graisseuse des artères gastriques serait, d'après Gerhardt (1), la source des pertes de substance chez les hystériques et les chlorotiques qui sont si souvent, comme on le sait, atteintes d'hématémèses.

Il peut exister enfin dans ces vaisseaux des anévrysmes miliaires produisant le ramollissement de la paroi par un mécanisme analogue à celui du ramollissement cérébral ; M. Liouville en a cité deux cas, et deux observations en ont été lues par M. Gallard (2) au Congrès de Clermont-Ferrand.

Powell (3) a vu un anévrysme de l'artère coronaire au centre d'un assez vaste ulcère de la petite courbure.

Dans les bulletins de la *Société anatomique*, plusieurs auteurs ont signalé la coïncidence des lésions des gros vaisseaux avec des ulcères, mais sans rechercher l'origine des troubles de la circulation gastrique.

Barth, 1851. Anévrysme de l'aorte chez une femme de 73 ans ; ulcère de la largeur d'une pièce de 5 francs.

Ball, 1857. Anévrysme de l'aorte descendante ; trois ulcérations de la paroi postérieure de l'estomac près de la petite courbure. L'auteur soupçonne une altération de la coronaire ou d'une de ses branches. Or Voisin, chargé du rapport, repousse cette hypothèse.

Sainet, 1851. Nombreuses plaques calcaires de l'aorte. Ulcère de la petite courbure avec rupture de la coronaire. Cicatrices rayonnées sur d'autres points de l'estomac.

Carrière, 1863. Ulcère de la petite courbure avec ouverture de l'artère splénique qui est ossifiée sur une grande partie de son trajet.

(1) Wien. med. Presse, 1868.
(2) Congrès de Clermont-Ferrand, p. 723, 1876.
(3) Transact. of the pathol. Soc., vol. XXIX, 1879.

C. — CONTRACTIONS SPASMODIQUES DES ARTÉRIOLES GASTRIQUES.

C'est Klebs (1) qui, trouvant insuffisantes les constatations anatomiques sur lesquelles reposent les théories pré-
cédentes, a eu l'idée d'invoquer les contractions spasmodiques des petites artères déterminées par des accès de
cardialgie.

Ces spasmes anémient un territoire vasculaire qui reste
alors sans défense contre l'acidité du suc gastrique.

On se rappelle qu'Axel Key avait eu recours aux contractions de la tunique musculaire de l'estomac dans le
vomissement pour expliquer la stase veineuse où il voyait
l'origine des altérations.

Spasmes des artérioles, spasmes de la tunique contrac-
tile du viscère, peut-on admettre que ces phénomènes se
produisent pendant un assez long temps, pour engendrer
les pertes de substance si profondes, si étendues, que nous
étudions, et comment ne pas s'associer aux réserves de
Leube (1), quand il reproche à ces deux théories d'être fon-
dées sur des hypothèses ?

D. — EXPÉRIMENTATION PHYSIOLOGIQUE.

1° *Embolies artificielles.* — Dans deux expériences sur
la pyémie, Lebert injecte du pus dans la jugulaire des lapins et trouve des ulcérations gastriques grandes comme
des pièces de 1 franc. Ces faits n'ont guère de valeur au
point de vue de notre sujet. D'abord, ils introduisent dans

(1) Handbuch der pathol. Anat., p. 181, 1868.
(1) In Compendium de Ziemssen.

l'économie un élément *septique*, tandis que Virchow se contentait des embolies *mécaniques*. Ensuite le pus qui a traversé le poumon ne peut déterminer dans la paroi gastrique que des embolies capillaires.

Prévost et Cottard (1) produisent chez des lapins des ulcérations intestinales en injectant des grains de tabac dans l'aorte. Ce sont là des embolies artérielles véritables.

2° *Ligature des troncs vasculaires.* — Pavy a institué sur les animaux d'intéressantes expériences (2). Mettant la paroi gastrique en contact avec un acide, il la voit rester intacte tant que le sang, liquide alcalin, y circule. Puis il lie des artérioles, et alors le territoire vasculaire privé de sang se détruit. Il en conclut que deux conditions concourent à la production de l'ulcère : l'anémie de la paroi et l'acidité du suc gastrique agissant sur elle.

3° THÉORIE DE L'INFLAMMATION GASTRIQUE.

Depuis Cruveilhier, la théorie de la gastrite ulcéreuse n'a guère accompli de progrès. Les auteurs qui s'y sont ralliés n'ont pas apporté de preuve nouvelle ; les autres, plus nombreux, séduits par la doctrine si attrayante de Virchow, trouvaient là un aliment suffisant à leur curiosité scientifique ; et pourtant, les classiques répétaient à l'envi que les gastrites chroniques, celles de l'alcoolisme notamment, prédisposaient à l'ulcère simple.

En France, Billard admettait comme cause, soit l'érup-

(1) In Lefeuvre. Th. de Paris, 1867.
(2) Guy's Hosp. Reports, 1868.

tion furonculaire des glandes mucipares, soit le ramollissement partiel inflammatoire, soit la gangrène. Gé-
rard parlait déjà des abcès sous-muqueux. Valleix admettait la gastrite chronique ulcéreuse. Grisolle en faisait la
description tout en avouant son ignorance sur l'origine
des ulcérations.

Plus récemment, Damaschino (1) reconnaît que la gastrite aiguë et surtout la gastrite chronique offrent souvent
un terrain tout préparé à l'évolution de la maladie. « Je
crois cependant, ajoute-t-il, qu'il serait bon de faire quelques réserves à ce sujet, car la nécessité de séparer nettement les érosions de l'ulcère simple proprement dit me paraît urgente. »

En Allemagne, la première place dans l'étiologie de l'ulcère simple est toujours réservée à la théorie de Virchow.
Cependant, dans le Compendium de Ziemssen, Leube admet
accessoirement que de simples ulcérations catarrhales et
des plaques diphthéritiques peuvent se transformer en ulcères ronds. Ziemssen lui-même, dans une monographie
intéressante de la collection Volkmann (2), émet une opinion analogue, reconnaissant du reste que l'ulcère simple
peut résulter de processus fort variables.

Les Anglais ne traitent la question qu'au point de vue
clinique ; Brinton admet fort bien la gastrite ulcéreuse mais
sans donner d'arguments physiologiques ni anatomiques
et sans repousser les autres doctrines.

En Italie enfin, Colombo, dans un mémoire fort conscien-
cieux sur la pathogénie de l'ulcère chronique de l'estomac (3) conclut de l'analyse de 51 cas, que la plupart des
ulcères résultent du catarrhe gastrique.

(1) Leçons sur les mal. des voies digestives, Paris, 1880.
(2) Ueber die Behandlung des einf. Magengeschwürs Leipzig 1871.
(3) Annali universali di med. e chir., 1877.

Galliard.

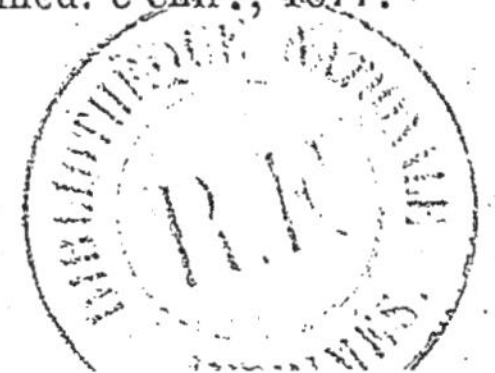

2

Ce qui est nécessaire pour édifier une théorie, ce sont les bases inébranlables de l'histologie, et les examens histologiques complets sont fort rares. Celui de Laveran qu'on va lire ici à une importance qui n'échappera à personne.

Après l'observation de cet auteur, je donnerai la relation détaillée de mes deux observations personnelles qui seront là à leur véritable place.

OBSERVATION I. (Résumée.)

Laveran. Contribution à l'histoire de la gastrite chronique et de l'ulcère rond. (Arch. de physiologie, 1876.)

Il s'agit d'un soldat de 37 ans avouant des excès alcooliques. En octobre 1874, il a eu des vomissements couleur chocolat, sans douleur. En décembre 1875, il se présente à l'auteur sans aspect cachectique ni amaigrissement considérable, ni douleur à l'épigastre spontanée ou provoquée; vomissements alimentaires presque toutes les nuits. Pas de tumeur. L'auteur diagnostique un ulcère rond de l'estomac et institue le régime lacté. Depuis ce moment, les vomissements sont plus rares; une crise s'accompagne de tétanie.

24 janvier 1878. Vomissements couleur chocolat.

4 février. Vomissements mélaniques. Constipation, amaigrissement très prononcé. L'auteur incline vers le cancer.

24 avril. Des vomissements de sang pur en grande quantité font admettre de nouveau l'ulcère.

22 mai. Mort après une série de vomissements noirs.

Autopsie. — L'estomac présente au-dessus du pylore une large ulcération ovalaire ayant 6 centimètres de large, 5 centimètres de hauteur, ne faisant pas tout le tour de l'estomac. La muqueuse est taillée à pic, les bords sont épaissis et arrondis. La tête du pancréas bouche le fond de l'ulcère.

Il existe en outre de larges plaques rouges ecchymotiques; çà et là de petites ulcérations de la muqueuse. Les ganglions voisins de l'estomac sont altérés.

Périhépatite. Plaques athéromateuses de l'aorte. Plusieurs plaques laiteuses du péricarde. Pas d'athérome des artères de la base du cerveau.

Histologie de l'estomac :

1° *Bords de l'ulcère.* Muqueuse épaissie ; glandes hypertrophiées et à épithélium granuleux. Sur quelques points, l'épithélium des glandes est chassé, le tissu intermédiaire est infiltré d'éléments embryonnaires.

Au-dessous de la muqueuse, nombreuses traces d'inflammation, petits amas d'éléments embryonnaires dont le point de départ paraît avoir été le tissu conjonctif situé au-dessus de la musculeuse superficielle.

C'est là que les éléments d'inflammation se rencontrent en plus grand nombre. L'inflammation tend à s'étendre au tissu conjonctif interglandulaire ; on voit des traînées de cellules dans l'intervalle des glandes.

La musculeuse sous-muqueuse est infiltrée par places d'éléments inflammatoires qui pénètrent sur certains points jusque dans la tunique celluleuse.

Les vaisseaux ne sont pas malades.

La musculeuse profonde est saine.

2° *Fragments pris dans les parties enflammées, loin de l'ulcère.* — Aspect presque normal de la muqueuse. Glandes régulières, mais de distance en distance, entre la couche glandulaire et la musculeuse sous-muqueuse, petits foyers d'éléments embryonnaires envoyant parfois des prolongements entre les culs-de-sac glandulaires.

La musculeuse est intacte

Vaisseaux sains.

3° *Fragments pris au fond de l'ulcère. Pancréas.* — Le tissu pancréatique non altéré est séparé de l'estomac par une couche épaisse de tissu conjonctif. Dans le tissu, pas de proliférations, pas d'éléments embryonnaires à la surface ; mais dans la profondeur, processus inflammatoire, multiplication des cellules plasmatiques.

Réflexions. — Ici l'origine inflammatoire de l'ulcère rond ne fait aucun doute ; les bords de l'ulcère sont indurés, tuméfiés. Au microscope, on suit à la trace l'inflammation qui paraît avoir débuté dans la couche profonde de la muqueuse, entre les culs-de-sac glandulaires et la musculeuse sous-muqueuse. Il y a là du tissu conjonctif de nouvelle formation et de nombreux foyers d'éléments embryonnaires qui ont envoyé des colonies entre les glandes en tube d'une part et, d'autre part dans la musculeuse sous-muqueuse et dans la celluleuse.

L'inflammation est primitive et non consécutive, car on en trouve loin de l'ulcère des traces manifestes sur des points où la muqueuse n'est pas ulcérée. Les petits foyers inflammatoires sont arrondis, lenticulaires. Les vaisseaux ne sont pas altérés.

OBSERVATION II (1). (Personnelle.)

Triple ulcère de l'estomac. — Examen histologique.

Joséphine B..., 48 ans, blanchisseuse, entre pendant l'année 1880 à Beaujon, service de M. Guyot, salle Ste-Claire, pour des douleurs très vives à l'épigastre succédant à l'ingestion des aliments. On diagnostique dyspepsie ; le régime lacté est institué. Peu à peu l'état général s'améliore, les douleurs disparaissent, et après quelques mois de séjour, en février 1881, la patiente quitte l'hôpital. M. Guyot lui recommande la continuation du régime lacté.

Le 15 mars 1881, elle revient dans un état très sérieux, confessant qu'elle n'a pas suivi avec soin le traitement prescrit. Face très amaigrie. Météorisme énorme, distension considérable de l'abdomen qui est partout sonore à la percussion, même au niveau du foie. Gêne extrême de la respiration, cyanose, œdème des membres inférieurs.

Le 16. M. Guyot fait avec un trocart, à quatre travers de doigt de l'ombilic, une ponction de l'abdomen. La paroi s'affaisse, tandis qu'il s'échappe une notable quantité de gaz.

(1) La note clinique et la pièce m'ont été remises par mon ami Boucher, interne provisoire, à qui j'adresse mes remerciements bien sincères.

Le soir à 6 heures, le tympanisme s'est reproduit. Asphyxie. Mort à 10 heures du soir.

Autopsie faite le 17 mars. Pas de péritonite. Pas d'épanchement gazeux dans la séreuse. C'est l'intestin dilaté et distendu qui a été ponctionné pendant la vie.

Pas de lésion apparente de l'intestin.

Rien dans les reins, ni au foie. Rien dans la poitrine. Pas de lésion cardiaque. Pas d'athérome. Les grosses artères sont intactes.

Estomac. Ce viscère n'adhérait pas aux organes environnants. Dimensions à peu près normales. Grand diamètre: 24 centimètres. Pas d'hypertrophie des ganglions de la grande ni de la petite courbure.

En ouvrant l'organe, on trouve la muqueuse un peu friable; sans qu'il soit possible de dire si l'altération en est due à autre chose qu'à l'état cadavérique. Pas d'ecchymose, pas d'infiltration sanguine.

Trois ulcérations dont voici la situation exacte : deux occupent la face postérieure, l'une à 11 centimètres du pylore et à 5 centimètres de la petite courbure, l'autre à 15 centimètres du pylore et à 8 centimètres de la petite courbure, plus près, par conséquent, de la grande courbure et de la grosse tubérosité. La troisième occupe la face antérieure à 4 cent. 1/2 de la petite courbure et à 14 centimètres du pylore. La situation de ce dernier ulcère sur la face antérieure correspond donc à peu près à celle du second ulcère sur l'autre face, mais pas assez exactement pour qu'il s'applique sur lui quand on rapproche les deux parois ; il n'y a donc pas eu d'influence de contact dans l'étiologie de ces pertes de substance, comme Brinton en signale la possibilité.

Les caractères macroscopiques ne varient guère de l'une à l'autre Très régulièrement arrondies, elles ont un diamètre de 2 mill. 1/2 tout au plus. Autour d'elles, pas de rétraction de la muqueuse, mais seulement un léger froncement sur les bords. Les ulcères paraissent avoir creusé profondément les couches sous-muqueuses. Un d'eux n'a qu'un fond mince et délicat, presque transparent (à leur niveau, le péritoine n'est pas épaissi). Notons qu'ils sont taillés à pic. Pour voir l'infundibulum qu'on a signalé souvent, il faudrait un travail ulcératif plus ancien et plus étendu.

Examen histologique.

Artères de l'estomac. Le tronc de l'artère coronaire et ses principales branches examinées sur un grand nombre de points ne présentent ni athérome, ni graisse ; nulle part il n'y a trace d'oblitération, d'embolie.

De même pour les vaisseaux de la grande courbure.

Paroi gastrique. J'ai eu soin de choisir des lambeaux excisés dans toutes les régions quelle que fût leur apparence macroscopique. Après durcissement dans l'alcool, l'acide picrique, la gomme et l'alcool, les coupes ont été traitées par le picro-carmin et la glycérine.

En voici la description détaillée :

1° *Extrémité pylorique.* (Examen de la paroi couche par couche.

La *muqueuse* est notablement épaissie ; en la regardant, on est frappé de la masse énorme d'éléments embryonnaires qui l'infiltre. Soit que les coupes aient porté longitudinalement sur les glandes, soit qu'elles en montrent la section transversale, on voit partout entre elles des amas considérables de ces éléments ou des traînées épaisses répandues dans le tissu conjonctif interglandulaire et accompagnant les glandes jusqu'à la surface de la muqueuse.

Les cellules de revêtement des glandes ont proliféré et obstruent complètement la lumière des tubes.

La *musculeuse sous-muqueuse* contient les mêmes éléments soit disséminés, soit disposés en traînées qui dissocient les faisceaux musculaires.

La *tunique celluleuse* est épaissie et, au lieu des faisceaux lâches qui la constituent à l'état normal, on y voit des faisceaux conjonctifs serrés qui se colorent bien par le carmin. Les cellules jeunes y sont nombreuses dans le voisinage immédiat de la couche musculeuse sous-muqueuse et autour des vaisseaux, mais rares partout ailleurs.

Les vaisseaux né sont pas très également irrités : quelques artérioles n'offrent qu'une légère prolifération endothéliale avec un peu d'inflammation de la gaine, d'autres sont plus malades. En général les veinules et les capillaires ont pris plus activement part au processus inflammatoire.

La *tunique musculaire* ne présente dans les plans superficiels qu'un peu d'irritation du tissu conjonctif périfasciculaire. Dans les plans profonds au contraire les lésions sont plus accusées, les gaines conjonctives infiltrées de cellules fusiformes et de noyaux ronds, les vaisseaux enflammés dans toute leur épaisseur. A côté de veinules et d'artérioles ainsi altérées, on voit des troncs nerveux entourés eux aussi de gaînes conjonctives épaisses et irritées.

C'est donc en se rapprochant du péritoine qu'on trouve ici les lésions les plus générales et les plus étendues.

La *tunique péritonéale* très épaissie, composée de tissu fibreux coloré en rose par le carmin, est le siège d'une inflammation intense. Les éléments embryonnaires forment des traînées épaisses qui se continuent avec celles de la tunique musculaire; de nombreux vaisseaux néoformés la sillonnent et, près de la surface libre, existent dans le réseau fibrineux organisé de grandes cellules à noyau arrondi et à protoplasma granuleux.

2° *Extrémité cardiaque.* Altérations de la couche muqueuse et de la musculeuse sous-muqueuse analogues à celles des parties voisines du pylore. La tunique celluleuse sous-jacente, ici très lâche, ne contient que fort peu d'éléments embryonnaires même autour des vaisseaux. Dans la tunique musculaire, les plans superficiels contrastent par leur intégrité relative avec les plans sous-péritonéaux qui portent la trace d'une irritation assez active. L'analogie avec l'extrémité pylorique n'est complète que dans la séreuse dont l'aspect est absolument celui que j'ai décrit plus haut.

3° *Grosse tubérosité.* La paroi est mince, peu consistante. Les lésions sont localisées dans la muqueuse et dans la séreuse. Partout le tissu conjonctif intermédiaire est lâche et ne contient que peu de vaisseaux enflammés.

4° *Faces antérieure et postérieure.* A une petite distance des ulcérations, les lésions acquièrent une grande analogie avec celles de l'extrémité pylorique, si bien qu'on peut considérer chacune des pertes de substances comme entourée d'une zone d'irritation très étendue dans laquelle toutes les tuniques muqueuse, musculeuse, séreuse s'infiltrent de cellules jeunes; le tissu conjonctif intermédiaire s'épaissit, se sclérose, les vaisseaux subissent les transformations décrites plus haut.

5° *Ulcération.* Ici la muqueuse s'arrête brusquement, taillée à pic et laissant le tissu fibreux sous-jacent s'offrir au contact des liquides de l'estomac. Le fond de la perte de substance est donc constitué par les travées fibreuses au milieu desquelles on voit de très nombreuses traînées d'éléments embryonnaires dirigées obliquement ou verticalement et venant se déverser sous forme de globules de pus dans cette sorte de diverticule de la cavité gastrique. Ici les vaisseaux n'ont plus leur caractère habituel, ils ont des parois composées uniquement d'éléments embryonnaires.

Dans les plans profonds on cherche inutilement la tunique musculaire, remplacée par le tissu conjonctif enflammé. Sur plusieurs points on peut assister à cette transformation ; les faisceaux musculaires lisses, dissociés par les éléments arrondis s'infiltrent à leur tour de ces éléments qui remplissent leurs gaines et se substituent enfin aux cellules contractiles ; si bien que les faisceaux musculaires semblent se continuer avec des faisceaux d'éléments embryonnaires et venir mourir de cette façon dans le tissu néoformé qui constitue le fond de l'ulcération.

Le péritoine enfin, très nettement irrité comme sur les autres points décrits, n'a pas acquis ici l'épaisseur qu'on s'attendrait à constater au-dessous de couches si malades.

OBSERVATION III. (Personnelle.)

Ulcère rond de la paroi antérieure de l'estomac. — Hémorrhagie. — Mort.
Examen histologique.

Marie Capet, 33 ans, domestique, entre le 6 novembre à Beaujon, salle Sainte-Marthe n° 1, service de M. Millard.

Dans sa jeunesse, nous dit-on, elle a eu une attaque de rhumatisme articulaire. Pas d'excès alcooliques avoués. Pas de maladie vénérienne. Menstrues régulières.

Depuis longtemps, elle a des douleurs gastriques, de l'inappétence.

Il y a deux ans, hématémèse. Dans ces derniers temps, les signes de gastrite ont acquis une intensité nouvelle.

Le mercredi 2 novembre, elle a été prise brusquement, dans la cuisine, de syncope, elle est tombée, et l'ecchymose qu'elle porte à l'œil droit reste en témoignage de sa chute. Cependant, ce jour-là, pas d'hématémèse, mais le lendemain, selles noires, vomissements de matières noirâtres. Un médecin a prescrit du perchlorure de fer.

M. Millard appelé le jeudi 3 novembre, constate tous les signes de l'hémorrhagie interne récente et remplace le perchlorure par une potion contenant 20 gouttes de teinture de digitale.

Lait glacé, glace sur l'abdomen.

État actuel. — Pâleur extrême des téguments, des muqueuses. Faiblesse, indifférence, immobilité. Inappétence. Langue sale. Pas de dyspnée. Souffle à la base du cœur. Signes vasculaires de l'anémie très prononcés : bruit de diable des jugulaires. Sensibilité à l'épigastre. Pas de ballonnement du ventre, pas de signes de péritonite. P. 120. T. 37,5. Extrêmités froides.

Le 7. Stupeur. Toute la nuit il y a eu un délire violent de paroles et d'action. Langue sèche. P. 116.

Traitement. — Teinture de digitale, 20 gouttes. Bromure de potassium, 2 grammes. Injection de morphine. Lait glacé.

Soir. Elle est calme, très abattue ; même faiblesse, même pâleur. Bouche sèche. Déglutition des liquides possible. Ventre non douloureux à la pression. Une selle ce matin sans matières noires. P. 132. Sensibilité très faible.

Le 8. La nuit a été plus calme ; cependant la malade a tenté de descendre du lit et est tombée.

Décubitus dorsal. Immobilité. Toujours pas de réponses nettes aux questions. P. 116. T. 38.

Même traitement. Lavement miel de mercuriale 60 gr.

Soir. Les souffles cardiaques persistent. Même état de faiblesse, même pâleur. P. 124.

Le 9. Inertie absolue. Pas de vomissements, pas de selles, même après les lavements. Peu d'agitation, peu de délire. Pupilles égales, indifférentes à la lumière, les yeux restent ouverts. Carphologie. La main droite est dans l'extension forcée, les doigts serrés. Trémulation des lèvres. Pas de raideur du cou, pas de contracture. Anesthésie, pas de réflexe plantaire. La déglutition s'effectue encore. P. 120, petit. T. 38,4. R. 72. Respirations brèves régulières. Langue sèche, fuliginosités.

Mort à 1 heure après-midi.

M. Millard n'a pu pratiquer la transfusion du sang, à laquelle il avait songé un moment, faute d'instrument suffisant.

Autopsie. — Tous les viscères sont exsangues.

Encéphale. — Pas de méningite. Pas d'œdème sous-arachnoïdien. Pas de lésion des artères.

Poumons. — Blanchâtres. Pas de tubercules. Aux bases, un liquide spumeux incolore s'écoule des vésicules œdématiées. Ganglions normaux.

Cœur. — Pas de péricardite. Surcharge graisseuse du cœur assez marquée. Pas de lésion valvulaire.

On trouve quelques grains jaunâtres sur la face interne de l'aorte, à l'origine des gros vaisseaux naissant de la crosse, et même sur des artères d'un moindre calibre, une des coronaires cardiaques notamment. L'aorte thoracique et abdominale, les iliaques, les grosses artères des membres n'offrent rien de spécial à noter.

Foie normal, ni gras, ni cirrhosé. Bile dans la vésicule.

Reins exsangues normaux. *Pancréas* sain.

Rate. — Périsplénite assez marquée, adhérences à la grosse tubérosité de l'estomac et au diaphragme. Une plaque cartilagineuse grande comme une pièce de 2 francs, à la surface de la rate. Pas de modification du parenchyme.

Intestin: — Rien à noter. Quelques follicules clos isolés un peu saillants. Ganglions mésentériques normaux.

Estomac. — Ce viscère a la forme, les dimensions normales, il n'adhère qu'à la rate par sa grosse tubérosité et reste libre des autres viscères. Sa face externe offre en avant une place décolorée qui correspond à l'ulcération.

Après l'avoir incisé le long de la grande courbure, nous trouvons un ulcère unique isolé sur la face antérieure. Cet ulcère est à 3 c. seulement de la petite courbure, à 6 c. de la grande; à 13 c. du pylore, à 9 c. du cardia. Il est parfaitement rond et mesure 1 c. de diamètre. La muqueuse s'arrête brusquement sur son bord, taillée à pic et légèrement froncée, blanchâtre. Le fond de l'ulcère n'a pas de coloration spéciale, on y voit seulement une ecchymose ponctuée du côté du pylore. C'est de ce côté que l'ulcère a intéressé la branche artérielle, source de l'hémorrhagie mortelle. Ce vaisseau est béant, non complètement interrompu mais creusé en rigole et montrant une sorte de fente longitudinale. Il est facile de voir que le vaisseau n'existe pas au centre de l'ulcération mais à la périphérie: donc il a été envahi par son extension centrifuge.

Au point lésé l'artériole a un diamètre de 1/3 de millim. environ. Il est intéressant de rechercher à quel ordre elle appartient dans les subdivisions de l'artère coronaire dont elle dépend. Or l'artère coronaire a sur chaque face de l'estomac trois branches principales. C'est une des ramifications de second ordre de la branche moyenne que l'ulcère a envahie.

Quand on regarde l'ulcère par transparence, il est facile de voir autour de lui une zone blanche large de 1 c. à peu près où les vaisseaux sont vides de sang en apparence.

C'est la zone de *dévascularisation.*

Sur la face postérieure de l'estomac rien d'autre à signaler qu'une légère érosion située à 7 c. de la petite courbure et à 5 c. de la grande, sur la même ligne verticale à peu près que l'ulcère de la face antérieure, mais sur une ligne horizontale inférieure à lui, n'ayant pas par conséquent avec lui de contact direct et immédiat. Cette érosion ne se voit qu'après un examen attentif, elle est ponctuée et ne semble intéresser que la superficie de la muqueuse. Elle siège au niveau des ramifications de troisième ordre de la branche moyenne de la coronaire. Autour d'elle, zone de dévascularisation de 1/2 centimètre.

Rien à noter sur les autres parties de l'estomac, la muqueuse paraît saine. Pas d'ecchymose, pas d'infiltration sanguine.

En résumé, les relations de l'ulcère avec la distribution artérielle sont très médiates. Il a commencé par le champ anastomotique des fines artérioles qui unissent la première et la seconde branche de la coronaire. Il n'intéresse pas le champ d'une artériole déterminée.

Quant à l'artère qui a fourni le sang, son ulcération est un accident qui n'a pas de relation avec l'origine du processus morbide.

Examen histologique :

Nous avons examiné d'abord les principaux viscères, puis le système-artériel dans ses détails avant de passer à l'estomac.

Foie et *reins.* — Ces organes sont sains. Pas de dégénérescence graisseuse. Les artères qu'ils contiennent, grosses et petites, sont intactes.

Artères. — Nous avons signalé les traînées jaunâtres existant sur l'aorte au niveau et dans l'intervalle de l'origine des intercostales. Un léger épaississement sensible au doigt leur correspond, mais il n'existe là ni plaque calcaire ni ulcération. Au microscope on ne trouve pas autre chose que de la dégénérescence graisseuse.

Artères coronaires du cœur. Quelques grains jaunâtres.

Artères du cerveau. Rien.

Artères iliaques. Rien.

Artères gastriques. Nos coupes ont porté sur un grand nombre de points des artères gastriques.

La coronaire, déjà soigneusement examinée à l'œil nu et à la loupe, a été sectionnée par le rasoir en fines tranches dont la plupart ont été colorées et montées dans la glycérine. *Nulle part,* en dehors du point que nous décrivons spécialement nous n'avons trouvé de dégénérescence, ni athérome, ni graisse non seulement dans le tronc, mais dans ses ramifications principales.

Estomac. Fidèle à notre méthode nous avons emprunté un spécimen à chaque région.

Grosse tubérosité. Quelques amas de cellules embryonnaires arrondies dans les parties supérieures de la région glandulaire et sous les glandes jusqu'à la musculeuse sous-muqueuse. Rien au-dessous de cette dernière sinon quelques traînées périvasculaires sous la muqueuse. Rien dans les couches profondes. Pas d'endartérite ni de périartérite.

Cardia. Inflammation assez intense. Cellules embryonnaires nombreuses dans tout le tissu conjonctif interglandulaire, sous la couche des glandes, dans la musculeuse sous-muqueuse et au-dessous d'elle. Sous cette dernière également rampent quelques vaisseaux artériels et veineux enflammés. Périphlébite et périartérite assez intense, endartérite légère. Çà et là des foyers de cellules rondes au-dessous de la muqueuse en contact avec la musculeuse sous-muqueuse.

Pylore. Gastrite plus intense et plus profonde qu'au cardia. Gros amas d'éléments embryonnaires entre les glandes, au-dessous d'elles, dans la musculeuse sous-muqueuse.

Dans la couche celluleuse, traînées leucocytiques nombreuses autour des vaisseaux.

Dans la couche musculeuse quelques leucocytes disséminés.

Le péritoine n'a qu'une médiocre épaisseur et n'est pas sensiblement enflammé.

Faces antérieure et postérieure sur des points éloignés des orifices et des ulcérations.

Quelques colonies de cellules rondes sous-glandulaires. Rien dans la musculeuse sous-muqueuse ni dans les couches profondes. Les artérioles et les veinules sont saines, ainsi que les troncs artériels de gros calibre qu'on rencontre çà et là sur les coupes.

Grande et petite courbure. En dehors du voisinage des orifices et des ulcérations, même observation que pour les faces du viscère.

Erosion de la face postérieure. C'est une sorte de coup d'ongle visible à l'œil nu sur la coupe. Tout autour de lui et à une certaine distance, on note la gastrite muqueuse et sous-muqueuse (amas arrondis ou ovalaires de cellules rondes) plus profondément la condensation, la sclérose du tissu conjonctif avec des traînées embryonnaires autour des vaisseaux ; dans la couche musculeuse, e tissu conjonctif est également plus dense qu'à l'état normal, plus serré, et semé de quelques noyaux. Le péritoine n'offre rien à noter.

A mesure qu'on approche de l'érosion, l'inflammation devient plus intense puis, brusquement, on voit la muqueuse s'arrêter, taillée à pic, ainsi que la musculeuse sous-muqueuse. Il reste au fond de cette ulcération à bords absolument verticaux, une surface plane, composée du tissu conjonctif épaissi, parcouru par plusieurs traînées importantes d'éléments embryonnaires, qui convergent vers le point lésé. Dans ce tissu, qui ne constitue plus qu'une portion de la couche conjonctive déjà envahie par le travail ulcératif, rampent deux ou trois vaisseaux assez volumineux, artérioles et veinules, dont les couches ont augmenté d'épaisseur et dont la lumière paraît oblitérée.

Pour la couche musculaire et le péritoine, je n'ai qu'à répéter ce que j'ai dit tout à l'heure de ces deux tuniques.

Ulcère. En s'approchant de l'ulcère, il est facile de voir l'inflammation muqueuse et sous-muqueuse augmenter d'intensité. Les colonies interglandulaires sont plus nombreuses, les amas de cellules jeunes plus importants ; généralement arrondis, ou ovalaires, ces amas ont parfois une tendance à envoyer des prolongements vers la superficie ; ils prennent la forme d'une poire ou ressemblent à la gourde de pélerin par leur double rotondité, ils semblent en un mot destinés à gagner la surface de la muqueuse. Là encore les noyaux arrondis sont nombreux au-dessous de la musculeuse sous-muqueuse et dans la tunique conjonctive. Il n'y a que peu de chose dans la tunique musculaire vraie, rien dans le péritoine.

Le bord de l'ulcère est constitué par la muqueuse taillée à pic, et la musculeuse sous-muqueuse aussi nettement détruite. Quant à la couche conjonctive, elle ne présente pas de bords tranchés verticalement, mais offre une pente assez douce qui va de la périphérie vers le centre. Dans cette couche qui constitue presque uniquement le fond de l'ulcère, on trouve une condensation des faisceaux moins marquée que je ne l'indiquais plus haut à propos de l'érosion, et une abondance médiocre de cellules embryonnaires. Sur quelques points la tunique conjonctive détruite laisse à nu la musculaire.

Au fond de l'ulcération restent deux choses à décrire : l'ecchymose et l'artère lésée.

L'ecchymose est constituée, comme le montrent les coupes, par des globules rouges en partie dégénérés, répandus dans les mailles du tissu conjonctif autour d'un vaisseau assez mince, une veine, dont la lumière reste libre et qui a fourni cette infiltration sanguine.

L'artère, source de l'hémorrhagie mortelle, dont on a lu plus haut la description macroscopique et qui n'a pas subi de solution complète de continuité, conserve partout sa lumière intacte. Saine sur une grande étendue, ou entourée seulement d'une gaîne enflammée peu épaisse, elle s'enflamme progressivement au voisinage de l'ulcération. En même temps que la zone de périartérite augmente, l'endothélium prolifère, puis chaque tunique cède à son tour, d'abord la tunique externe puis la moyenne se détruisent sur une certaine étendue, la couche élastique est bientôt forcée et enfin c'est l'endothélium qui disparaît ; alors la lumière de l'artère communique avec l'extérieur et l'on ne voit plus sur les coupes que les 2/3 ou même la moitié seulement du cercle artériel.

CRITIQUE

On n'a trouvé jusqu'ici qu'un simple exposé aussi condensé que possible, des faits et des doctrines où chaque auteur, avec le prestige de son autorité personnelle, conserve la responsabilité de ses assertions. A ces trois théories ne manquent ni l'abondance des matériaux cliniques, ni l'exactitude des constatations anatomo-pathologiques, ni même l'appui si précieux de la physiologie expérimentale. Il est temps d'en faire l'examen critique afin d'attribuer à chacune sa véritable valeur.

A. — LA THÉORIE DE LA STASE VEINEUSE (Rokitansky, Rindfeisch, Axel-Key) — suffit peut-être à expliquer les érosions de la muqueuse, et encore l'histologie tend-elle a établir (1) que ces érosions hémorrhagiques elles-mêmes ne peuvent guère se déterminer sans le concours de l'inflammation.

(1) Voir le travail de Balzer.

Peuvent-elles à leur tour se transformer en ulcère rond
Cela doit arriver parfois, car on a signalé la coïncidence
des deux affections sur le même viscère, maisen lisant avec
soin un très grand nombre d'observations, j'ai pu constater combien cette coïncidence était rare ; elle n'existe pas,
par exemple dans les affections hépatiques, dans le cirrhose de foie qui semble pourtant constituer une sorte d'expérience physiologique toute préparée à cet effet. Pour
produire l'ulcération il a fallu, entre les mains de L. Müller
la ligature de la veine porte.

On m'autorisera donc à conclure avec Cornil et Ranvier
que la mortification produite par la stase veineuse et par
les extravasions sanguines demeure très superficielle ; et à
faire bon marché de la doctrine de Rokitansky dans la pathogénie de l'ulcère rond.

B. — LA THÉORIE DE L'OBLITÉRATION ARTÉRIELLE, forte
de la grande autorité de Virchow, appuyée par des expériences physiologiques, trouve encore un défenseur influent
dans Lebert (2) « on est d'accord dit cet auteur, sur ce point
que l'ulcère chronique simple n'est pas d'ordinaire un produit d'inflammation destructive, une gastrite ulcéreuse ;
assurément il y a dans l'estomac quelques rares altérations superficielles, quelquefois multiples, qui se lient au
catarrhe chronique de l'estomac, mais l'ulcère classique,
profond, doit son origine à un trouble de circulation limité
à une infiltration sanguine avec destruction nécrosique ;
voilà pourquoi j'admettrai l'expression d'ulcère escharo-
tique. »

Et pourtant cette théorie n'est pas à l'abri de toute critique.

(1) Voir le travail de Balzer.
(2) Berlin Klin. Wooh. 1870.

Laissons de côté la contraction spasmodique des artérioles due à Klebs. Restent l'embolie et la thrombose. En faveur de l'embolie existent quelques faits indiscutables, auxquels on peut joindre les expériences de Prévost et Cottard : je n'essaierai donc pas de nier la réalité du processus ; la thrombose a pour elle aussi un certain nombre de cas bien établis. Mais ne reconnaitra-t-on pas que bien souvent les auteurs ont cherché inutilement soit des embolies, soit des lésions des artères gastriques ? Dans mes deux observations la recherche minutieuse de ces lésions m'a fourni un résultat absolument négatif.

Voilà donc un premier point établi : la rareté des constatations anatomiques bien nettes.

Seconde objection très sérieuse : la disposition du réseau artériel gastrique sous-muqueux.

L'estomac ne possède pas en effet d'artérioles *terminales* se divisant dans un compartiment restreint, comme cela arrive par exemple pour la rate où les embolies sont si fréquentes. Bien au contraire, nul organe ne possède peut-être un réseau artériel aussi richement pourvu d'anastomoses. Voici comment le décrit Cruvelhier :

« Les branches du tronc cœliaque, dit-il, forment autour de l'estomac un cercle anastomotique ; de ce cercle partent des branches qui se placent d'abord entre le péritoine et la menbrane musculeuse, et, après un certain nombre de divisions et d'anastomoses, traversent les membranes musculeuse et celluleuse, se divisent et s'anastomosent encore un grand nombre de fois jusqu'à ce que les vaisseaux, devenus capillaires, pénètrent la menbrane muqueuse. Après avoir fourni un petit nombre de branches à la couche musculaire, les artérioles s'élèvent perpendiculairement entre les glandules en s'envoyant des branches de communication latérales ; ce qui forme autour de ces dernières des réseaux à mailles rectangulaires. Au niveau des orifices glandulaires, tous les vaisseaux communiquent entre eux et constituent un réseau superficiel qui entoure ces orifices. »

Il est impossible de décrire plus minutieusement cette admirable distribution des artères formant de couche en couche une série de réseaux superposés, et combien ne faut-il pas de grains emboliques oblitérant à la fois toutes les artérioles d'un de ces réseaux pour priver de sang un territoire vasculaire de quelque importance ?

Les deux objections que je viens de signaler, je les retrouve chez un clinicien d'Outre-Rhin qui conserve avec le plus de respect les traditions de l'école de Virchow, chez Leube, un des auteurs du compendium de Ziemssen.

« Tandis que la plupart des auteurs, dit-il, admettent comme cause de l'ulcère l'oblibération d'un tronc artériel, et font dépendre ses dimensions, son aspect infundibuliforme de la dimension d'un territoire vasculaire privé de sang, d'autres considèrent ce processus comme *très rare*, parce que la preuve anatomique n'a été fournie que dans un très petit nombre de cas, et parce que, dans les cas d'emblies multiples, les artères de l'estomac restent le plus souvent indemnes. La richesse du réseau vasculaire, l'admirable disposition des anastomoses ne rendent vraisemblable au premier abord l'embolie avec nécrobiose ou infarctus que dans des cas exceptionnels, « cas d'embolie très étendue.»

D'accord avec Leube, je conclurai donc que, pour que l'oblitération artérielle détermine un ulcère, il faut qu'elle s'adresse à un tronc volumineux (soit par embolie soit par thrombose) et qu'alors on aura toujours sous les yeux un ulcère très vaste, très étendu.

C. La Théorie de l'inflammation (Cruveilher), — possède, non plus seulement les constatations anatomiques et

physiologiques qui sont l'unique force des théories pré-
cédentes, mais un nombre énorme de faits cliniques qui
sont d'observation journalière. Je vais exposer méthodi-
quement les deux ordres d'arguments :

1° PREUVES CLINIQUES. — Il est un certain nombre d'observations d'ulcères ronds restés latents, révélant brusquement leur présence par l'hématémèse ou la péritonite
sans qu'aucun signe en ait pu faire soupçonner la présence;
mais le plus souvent l'ulcère a un cortège de symptômes
manifestes, réels, durant quelquefois de longs mois. Or
cette période où l'on peut faire le diagnostic de l'ulcère n'est-
elle pas précédée bien souvent d'un stade infiniment long
où les troubles gastriques durant non pas des mois, mais
des années, permettent d'affirmer l'existence d'une dyspepsie
chronique ou plutôt d'une gastrite à évolution lente?

Cette vérité est dans l'esprit des auteurs qui au chapitre
de l'étiologie de l'ulcère ne manquent pas d'inscrire la plupart des causes de la gastrite, l'alcoolisme, les aliments
irritants, les écarts de régime. Cette vérité est aussi dans
l'esprit du professeur Peter, quand, à propos de la pseudo-
gastralgie considérée comme gastrite chronique simple ou
ulcéreuse (1) il s'écrie : « Défiez-vous des gastralgies qui
durent ; on n'a pas une gastralgie pendant des années, on
a alors une gastrite grave et le doute n'est plus permis quand
au bout d'un temps plus ou moins long cette gastrite revêt
sa *robe sanglante*. »

Bien que les observations d'ulcère simple manquent trop
souvent d'une étiologie rigoureuse, cependant le stade d'inflammation est noté dans un grand nombre; il me serait facile de citer des cas connus. Je préfère fournir quelques
observations inédites. L'observation IV est celle d'un su-

(1) Cours de la Faculté, 1879, et thèse de Beaurieux, 1879.

jet atteint de gastrite aiguë dans des circonstances remarquables, sous l'influence de l'inanition à bord d'un navire où les vivres faisaient défaut; la maladie, une fois installée, devient chronique et dure cinq ans avant de fournir la preuve de l'ulcère.

Les cas qui suivent sont des gastristes chroniques dont les causes ne sont pas toujours évidentes, mais où l'alcoolisme paraît être un facteur important.

OBSERVATION IV par le Dr Leloir. (Inédite.)

Gastrite datant de quatre ans et demi. — Ulcère. — Tuberculose au début.

Dechaumont, 41 ans, cuisinier, contracte en Chine, à 22 ans, des fièvres intermittentes durant alors quatre années. La dernière atteinte remonte à deux ans.

En 1875 revenu du Pérou, il fait une traversée de trois mois pendant laquelle il est très privé de nourriture ; de là des vomissements se répètant régulièrement après chaque repas. On le traite à Saint-Nazaire par le régime lacté et au bout de deux mois les vomissements disparaissent ; au milieu de 1880, douleurs gastriques vives, exaspérées par l'ingestion des aliments, puis vomissements une heure après le repas. Après les aliments il vomit régulièrement un verre de liquide noirâtre. Cette matière noire est vomie parfois en dehors du repas, le soir.

Séjour d'un mois à Beaujon, à la fin de l'année, chez M. Millard qui diagnostique : gastrite chronique et ulcère simple. Régime lacté exclusif, bicarbonate de soude. En sortant de l'hôpital le malade a cessé de vomir.

Le 15 janvier 1881. Il entre à la Charité, service de M. Vulpian avec des quintes de toux et raconte qu'il a craché trois ou quatre fois du sang spumeux. Craquements aux deux sommets surtout à droite. 2 février. Départ pour Vincennes.

En avril 1881 les signes de tuberculose se sont accentués encore d'avantage.

BSERV ATION V. (Service de M. Millard. Inédite.)

Gastrite chronique. — Ulcère simple. — Perforation. — Mort. — Autopsie.

Louis Domage, 40 ans, jardinier, entre le 12 mai 1877 à Beaujon, service de M. Millard.

Il nie l'alcoolisme, n'accuse pas d'affection antécédente grave, mais depuis sept ou huit ans, il a des digestions laborieuses, pyrosis, régurgitations, pituites, météorisme et sensation de plénitude à l'épigastre. Constipation.

En avril 1876, éructations acides et nidoreuses, suivies de vomissements réitérés. Les matières vomies sont comparées par le patient au cambouis. L'ingestion des aliments ne provoque pas de douleur, mais l'épigastre est sensible à la pression.

Les vomissements noirs durent jusqu'en juin 1876, mais le melæna persiste et le malade entre chez M. Millard, à Lariboisière. Vésicatoire, puis cautères à l'épigastre. Régime lacté. Magnésie et bismuth aa 2 gr.

En septembre, la dyspepsie persistant, la maigreur faisant des progrès, on cesse le régime lacté exclusif, en ajoutant au lait de la bière, des œufs, de la viande. Depuis ce moment l'état s'améliore.

En janvier 1877, il quitte l'hôpital, pesant 73 kilog.

En avril, les régurgitations se reproduisent; vomissements alimentaires et glaireux, pas d'hématémèse ni de melæna.

12 mai 1877. Le sujet revient chez M. Millard, à Beaujon. On constate de l'anémie sans teinte jaune paille. Le poids n'est plus que de 60 kilog.

Régime lacté exclusif. Deux cautères.

1er juin. Après quinze jours d'amélioration notable, M. Millard constate la réapparition des symptômes gastriques : pesanteur, régurgitations, renvois. Régime mixte.

Juillet 1877. Départ pour Vincennes et convalescence.

1er octobre. Nouvelle entrée à Beaujon avec les mêmes signes auxquels s'ajoutent le météorisme et des vomissements alimentaires. Faiblesse et maigreur. Régime mixte.

30 octobre. Poids, 56 kilogr. Toujours de la dyspepsie et des douleurs ; magnésie 2 gr. par jour, 8 pastilles Vichy.

12 décembre. Amélioration très notable. Poids, 60 kilog. Le malade songe à quitter.

Le 13. Le soir à 6 heures, douleurs atroces à l'abdomen. Péritonite suraiguë. Mort le 15 décembre à 11 heures du matin.

Autopsie. — Liquides de l'estomac épanchés dans la cavité péritonéale enflammée.

Adhérences intimes du foie et de l'estomac. En incisant le viscère le long de la grande courbure, on trouve un vaste ulcère, long de 7 centimètres, intéressant toute la paroi gastrique et même le tissu du foie, avec perforation sur un espace arrondi de 2 cent. de diamètre.

OBSERVATION VI par le Dr Merklen. (Inédite.)

Gastrite chronique. — Crises gastralgiques avec irradiations faciales. — Ulcère.

Jules Dubois, 41 ans, cuisinier, entre le 16 août 1880 à Beaujon, salle Saint-Louis, n° 33.

Il est atteint de scoliose et se plaint d'une affection gastrique, ayant débuté à l'âge de 15 ou 16 ans, mais c'est surtout depuis cinq ou six ans qu'il souffre de douleurs gastralgiques revenant par crises et qui présentent même des irradiations jusque dans la face. Ces douleurs ne présentent aucune relation avec l'ingestion des aliments et ne sont jamais accompagnées de vomissements alimentaires. Il a eu quelques vomissements glaireux à n'importe quelle heure du jour.

En octobre 1878, il a eu une gastrorrhagie abondante, manifestée à la fois par du melæna et une hématémèse après laquelle il est resté plusieurs jours pâle et faible.

Depuis cette époque, le malade n'a plus eu de gastrorrhagie, mais les douleurs ont persisté avec leur localisation principale au creux épigastrique et leurs irradiations diverses. Néanmoins il n'a pas maigri.

La recherche des points xiphoïdien et spinal ne donne pas de résultat positif.

Interrogé sur ses antécédents, il déclare n'avoir plus d'habitudes

alcooliques, mais il finit par reconnaître qu'au moment des pa-
roxysmes, il avale de grands verres de rhum.

En définitive, ce qui domine l'histoire clinique, c'est l'existence
des crises gastralgiques, qui nécessitent depuis de nombreuses
années des injections sous-cutanées de morphine.

Traitement : régime lacté.

27 août. Le malade quitte l'hôpital sans avoir présenté d'autre
symptôme que des crises gastralgiques, revenant en général le soir
et une seule fois, le matin, les vomissements pituiteux.

OBSERVATION VII par le Dr Merklen. (Inédite.)

Gastrite durant trois ans. — Ulcère. — Rétrécissement pylorique. —
Perforation. — Mort. — Autopsie.

Louis Martin, cocher, 53 ans, entre à Beaujon, service de
M. Millard, le 14 juin 1880, salle Saint-Louis, n° 6.

Alcoolisme très probable. Depuis trois ans, il souffre d'une affection gastrique. Au début, il n'y avait que de la dyspepsie avec
gastralgie intermittente, mais depus un an, et surtout depuis six
mois, les symptômes se sont aggravés : vomissements alimentaires
survenant environ quatre heures après le repas ; à plusieurs reprises, hématémèses et melæna. Constipation pendant cinq ou six
jours, puis diarrhée ; de plus, douleurs épigastriques. Amaigrissement depuis quelques mois.

A l'entrée, on note un amaigrissement prononcé, une teinte
jaune cachetique, de l'œdème des bourses. Pas de tumeur à l'épigastre, mais signes de dilatation. Léger souffle à la pointe du
cœur. Les viscères de l'abdomen paraissent normaux.

Etant donnée la longue durée de la maladie, étant donnés les
signes très nets de gastrite, avec cette particularité que le malade a été soulagé à plusieurs reprises par le régime lacté,
M. Millard élimine le cancer et diagnostique ulcère simple, tandis
que la plupart des élèves du service admettent la première de ces
affections. Régime lacté.

17 juin. Le lait est bien digéré. Selles noires. Pas de vomissements. Dilatation gastrique.

Le 20. Etat stationnaire. On peut déterminer maintenant la présence d'une induration semblant indiquer l'existence d'une tumeur pylorique, cause probable de la dilatation. Lavage avec le tube Faucher.

Le 21. Cautère au niveau du point induré.

Le 22. Melæna hier soir.

Le 27. Pas de melæna depuis huit jours. Cautère.

2 juillet. État général amélioré. Poids : 57 kilogr.

Le 27. Nouveau cautère à l'épigastre. Poids : 57 kilogr.

14 septembre. Le malade, lassé du régime lacté, ayant demandé à changer de nourriture, les vomissements, la maigreur, la teinte jaune du tégument, ont reparu. Dilatation gastrique et induration très nette du pylore. Constipation opiniâtre. On reprend le régime lacté.

5 octobre. Les vomissements et les douleurs reparaissent. Dilatation énorme de l'estomac. Deux nouveaux cautères.

16 novembre. Dilatation énorme persistante.

8 décembre. Douleur très vive, péritonite.

Le 9. Mort.

Autopsie. — Perforation lenticulaire près du pylore. En ouvrant l'estomac, on constate que l'orifice pylorique, rétréci par du tissu cicatriciel, n'admet plus qu'un stylet très fin. C'est au-dessous de la coarctation fibreuse, à l'orifice du duodénum, qu'existe une ulcération triangulaire, grande comme une pièce de 2 francs avec perforation centrale.

Dilatation considérable de la crosse de l'aorte, sans insuffisance des valvules.

OBSERVATION VIII. (Personnelle. Inédite.)

Gastrite ancienne. — Ulcère. — Hématémèses. — Guérison.

Louis Bourdin, 58 ans, ouvrier en laines, entre de 10 juin 1881 dans le service de M. Millard, à Beaujon, salle St-Louis, n° 10.

Ses parents sont morts vers 70 ans. Sauf un genu valgum, pas d'antécédents pathologiques, pas de syphilis. Son métier l'expose à des refroidissements, il passe parfois des journées avec bras et jambes dans l'eau. Cependant il n'accuse pas de rhumatismes. Il n'avoue pas d'excès alcooliques habituels, prétend avoir un régime très simple, mais reconnaît qu'avant 1848 il buvait parfois la goutte et avait des pituites matinales. A cette époque, étant à Reims, il a passé quinze jours à l'hôpital, soigné par M. Luton pour des douleurs gastriques ; il avait alors des vomissements aqueux, jamais alimentaires ni sanguins (on a parlé de rétrécissement). Vésicatoire à l'épigastre et potions diverses. Guérison complète.

Depuis six semaines l'appétit a diminué, il y a eu des alternatives de diarrhée et de constipation et un certain malaise, mais pas de trouble dyspeptique sérieux. Depuis une semaine, sensation de pesanteur, de barre à l'épigastre.

Mardi 7 juin. Sans cause connue, le sujet vomit brusquement à 6 heures du soir, deux heures après le dîner, du sang en caillots et du sang *noir comme de l'encre* ; à la suite melæna peu abondant. Nouvelle hématémèse, mais moins grave le lendemain, 8 juin. Ces hématémèses se sont produites sans souffrances, n'ont été précédées ni suivies de vomissements alimentaires. Le malade croit avoir vomi en tout 4 litres de sang (?)

Il est admis à la consultation le 10 juin. C'est un homme de petite taille, assez mal musclé, amaigri, mais surtout très anémié. Décoloration absolue du tégument et des muqueuses. Perte des forces. Malgré l'inquiétude que provoque en lui le vomissement de sang, il ne paraît pas sombre et morose comme en général les dyspeptiques.

Ce fait s'accorde bien avec l'absence de douleurs.

Apyrexie. 37,2 le soir. Langue sale. Le pouls est assez fort, et nous constatons que les radiales sont dures, athéromateuses. Le malade tousse, crachats puriformes, adhérents au crachoir, suspects. Râles de bronchite des deux côtés, sans matité. Rien au cœur. Bruit de rouet de la jugulaire interne. Pas de douleur spontanée ni provoquée par la pression à l'épigastre.

Nous prescrivons de la glace et du lait en petite quantité.

Le soir, à 9 heures, hématémèse abondante ; le sang vomi inonde les draps, atteint les rideaux du lit et se répand sur le parquet de la salle. Syncope. On applique une vessie de glace à l'épigastre.

11 juin. La nuit n'a été troublée par aucun nouvel accident, le malade a pu dormir. Sa pâleur a encore augmenté, faiblesse extrême. P. 92. T. 37,8. Absence de douleurs.

M. Millard prescrit un vésicatoire à l'épigastre, du lait glacé, un lavement de 125 gr. de Bordeaux avec dix gouttes de laudanum.

Les narcotiques sont inutiles, car il n'y a pas d'état douloureux.

Soir. Le malade est calme. Il a eu une selle noire.

P. 112. T. 37,6.

Le 12. Grande faiblesse. Selles noires. Urine claire, non albumineuse, peu abondante. Pas de dilatation de l'estomac ; pas de vomissement. La bronchite persiste.

P. 92. T. 37,4. Même traitement avec recommandation d'éviter tout mouvement, toute fatigue.

Soir. Langue sale. T. 38,4.

Le 13. Constipation. Les lavements de vin sont bien gardés. Pas de vomissements. Grande faiblesse. La pâleur a un peu diminué. Encore de la toux. Crachats verdâtres puriformes. A gauche, râles de bronchite. Râles fins et frottements à la base droite.

T. 38,4. Le malade est satisfait de son état et croit toucher à la guérison ; il affirme qu'il se trouve bien, ne souffre pas, il demande à cesser l'usage de la glace qui lui répugne. Nous avons de la peine à le persuader de la nécessité des précautions minutieuses destinées à éviter la récidive.

Soir. 37,6. Faiblesse encore très marquée. Un mouvement fait pour ramasser un objet hors du lit a provoqué du vertige. Selle normale unique.

Le 14. P. 84. T. 38,6. Nuit calme, sommeil. Le malade désire se lever ; il est enchanté de l'état où il se trouve. Nous avons continué à prescrire de la glace, mais il n'a pas suivi scrupuleusement notre ordonnance. Mêmes crachats. Poids, 88 livres.

Le 15. T. 38,6. P. 92. Râles localisés à la fosse sus-épineuse gauche et aux deux tiers du côté droit.

Même état gastrique satisfaisant. Lavements.

Soir. T. 37,6. P. 80. Il se trouve si bien qu'il a essayé de se lever sans autorisation de M. Millard.

Le 16. Pas de douleur. Le tégument se colore peu à peu.

T. 37. P. 100. Il continue à se lever. Soir. T. 36,6.

Le 17. M. Millard permet un potage maigre avec un peu de pain Bain sulfureux tous les deux jours. L'urine est claire. Selles régulières. T. 36,8. Soir. 37,6.

Le 19. Le malade a pris (par erreur) de la soupe aux légumes, sans accident. Il descend maintenant au jardin, dit que les forces reviennent. T. 37.

Le 20. Rien de nouveau. On continue les lavements de vin. T. 35,2.

Le 21. Même état satisfaisant. Régime lacté. Constipation, lavement simple. Appétit.

Le 25. Il pèse 100 livres, il a donc gagné 12 livres en six jours. Il est maintenant difficile à rassasier et prend environ 5 litres de lait par jour.

Râles peu abondants à la poitrine. Les forces augmentent avec la coloration du tégument et des muqueuses.

Le 27. Un œuf pour la première fois.

Le 28. Deux œufs.

1er juillet. Le malade part guéri. Il n'est pas encore capable d'entreprendre un travail pénible, mais la guérison est complète. Les douleurs sont nulles, l'estomac n'est pas dilaté, il n'y a pas de renvois, pas d'aigreurs. Le sommeil est calme, l'humeur toujours sereine. Toujours un peu de constipation.

En l'auscultant, nous trouvons encore des râles fins à la base droite et des râles sibilants aux deux sommets. L'expectoration est presque nulle.

Il est une variété de gastrite aiguë que M. Cornil a signalée le premier et que mon très distingué collègue et ami, le Dr Chauffard a étudiée avec soin, c'est celle de la fièvre typhoïde. Cette gastrite peut produire une ulcération immédiate comme dans l'observation bien connue de M. Millard, et celle de Poisson dont voici le titre : » Ulcère simple de l'estomac, hématémèse survenant dans le déclin de la fièvre typhoïde par perforation d'un vaisseau de la coronaire » empruntées toutes deux aux bulletins de la Société anatomique.

L'inflammation gastrique ainsi établie peut persister après la convalescence, devenir chronique et donner lieu à l'ulcère, au bout de plusieurs mois. Tel est le processus qu'on peut suivre dans la remarquable observation du Dr Lejuge de Segrais.

Observation IX par M. le Dr Lejuge de Segrais. (Inédite.)

Gastrite consécutive à la fièvre typhoïde. — Ulcère. — Traitement par e
régime lacté. — Guérison.

M. X..., né à Paris, 44 ans, a habité pendant plusieurs années
les colonies et, en dernier lieu, l'île de la Réunion. Depuis 20 ans,
il a des gastralgies, des migraines et du rhumatisme articulaire.
A la Réunion, en 1875, fièvre intermittente.

En janvier 1880, fièvre typhoïde très grave avec convalescence
longue et pénible. Depuis cette époque, vomissements se répétant
d'abord tous les mois, puis tous les quinze jours, accès fréquents
de fièvre intermittente ; de là une rapide altération de l'organisme
qui force le malade à revenir en Europe.

Arrivé à Paris en mai 1880, M. X... suit plusieurs traitements
inefficaces. En août, il est envoyé a Luchon, mais à peine la cure
y est-elle commencée qu'il est repris de vomissements et que l'irri-
tibilité nerveuse ancienne redouble d'intensité. Il regagne donc
Paris au plus vite.

Je lui donne des soins le 16 septembre. M. X... est très maigre
et très anémié, les téguments sont absolument décolorés. L'appétit est conservé, mais trois ou quatre heures après le repas, il y a
du malaise, des éructations et des vomissements d'aliments à
moitié digérés. Il se produit aussi des vomissements à jeun, soit
jaunâtres, soit incolores et pituiteux. La région épigastrique
n'est pas douloureuse à la palpation, mais l'estomac a subi une
dilatation notable sans tumeur appréciable du pyloro.

Urines normales. Constipation habituelle. Apyrexie. Je prescris
au malade de l'eau de Vichy, de la viande crue et du lait, et deux
fois par jour je pratique le lavage de l'estomac à l'aide du tube
Faucher ; hydrothérapie.

Pendant deux semaines, l'état s'améliore, les vomissements de-
viennent plus rares, mais bientôt les symptômes graves reparaissent.

5 octobre, j'appelle en consultation M. Millard qui cherche en
vain une tumeur gastrique et prescrit le régime lacté exclusif, une
petite tasse de lait toutes les deux heures; il y ajoute des lavements de peptone, des lavements de Bordeaux, des bains de
Pennès.

M. X... prend d'abord un litre de lait, puis un litre et demi, puis des potages au lait. Les forces reviennent, promenades à pied.

30 octobre. Brusquement, vers midi, mon client vomit en abondance des matières rouge-brique d'abord, puis marc de café. Malgré un traitement actif : potion de Rivière, glace, potion de morphine, vésicatoire à l'épigastre, les vomissements durent jusqu'à minuit.

Le 31. M. Millard revient avec moi. Nous trouvons le malade dans un état de faiblesse extrême ; les vomissements ne se sont pas reproduits, mais il y a eu des évacuations noirâtres. Traitement, ut supra.

11 novembre. Application de quatre cautères à l'épigastre. L'état général s'améliore. Continuation du régime lacté.

3 décembre. Second vomissement rouge-brique, mais peu abondant. Au régime lacté, on a ajouté un peu de vin de Bordeaux et quelques fécules.

Le 13. Les eschares de l'épigastre se détachent complètement. L'alimentation est plus facile et plus variée : œufs, viande, pain. L'état général est satisfaisant, les forces sont revenues. Les vomissements ont cessé.

15 janvier 1881. La guérison s'est maintenue, le sujet a toutes les apparences d'une bonne santé.

Mars 1881. J'ai appris que mon client continuait à se bien porter.

2° Preuves histologiques. — C'est à dessein que j'ai choisi ce titre, plus explicite à mon avis que le mot *preuves anatomiques*. L'anatomie macroscopique en effet, étant donnée la détérioration très rapide de l'estomac après la mort, ne révèle que rarement dans les autopsies, l'existence d'une gastrite même intense, et il faut ici l'intervention du microscope. Je ne saurais trop recommander à cet effet le lavage de l'estomac à l'alcool ou au liquide de Müller aussi tôt que possible après le décès, à l'aide du tube Faucher.

Dans les observations des auteurs, l'examen histologique n'a malheureusemet pas été pratiqué, ou du moins il n'a porté que sur le fond de l'ulcère, sur ses bords, sur les organes envahis par le processus destructif, foie, pancréas, et nous laisse ignorer absolument l'état des autres régions gastriques intactes en apparence, et aussi l'état des artères de l'estomac sur lesquelles les discussions des anatomistes ont cependant attiré l'attention d'une façon spéciale.

Aussi la lecture de ces faits ne permet-elle ni de conclure d'une part à l'existence de la gastrite, ni de repousser d'autre part les lésions artérielles initiales; c'est-à-dire qu'on ne trouve là d'arguments réels en faveur d'aucune théorie.

De plus la plupart des autopsies montrent des ulcères anciens, étendus, profonds, envahissant toute la paroi gastrique et même les organes environnants, causant de tels désordres qu'on pourrait les accuser d'avoir été le point de départ de lésions multiples, de gastrites diffuses secondaires.

Il importe donc de posséder des cas susceptibles d'une interprétation invariable, des cas récents, des ulcères trop jeunes pour avoir détruit autre chose qu'une partie des tuniques stomacales, des ulcères assez récents aussi pour que l'observation puisse surprendre encore à côté d'eux le processus qui leur a donné naissance.

Ces cas étant donnés (et j'ai eu bonne fortune d'en rencontrer deux), il faut :

1° Rechercher quel est l'état des artères gastriques et laisser peser sur elles, s'il y a lieu, les accusations dont elles sont l'objet ;

2° Examiner au microscope non seulement les points ulcérés mais toutes les régions de la paroi gastrique, sans en excepter une seule, même quand l'aspect macroscopique ne laisse soupçonner aucune lésion.

Cette étude a été faite par Laverau dont on a lu l'intéressante observation. Je l'ai répétée plus minutieusement encore et mes résultats sont comparables aux siens.

Les *artères gastriques* ne portaient trace d'aucune dégénérescence ni graisseuse, ni amyloïde, ni athéromateuse, et pourtant l'aorte du sujet de Laveran présentait des plaques athéromateuses ; chez un de mes sujets, la femme de l'observation III, âgée de 33 ans, la face interne de l'aorte et même quelques petites artères, une des coronaires du cœur notamment, présentaient des points graisseux. On trouvait seulement dans les artérioles de l'estomac les lésions de l'inflammation, endartérite, périartérite, lésions qui existent parallèlement aussi dans les veines et qui paraissent jouer dans la progression du travail ulcératif un rôle sur lequel j'insisterai tout à l'heure.

L'*inflammation de la paroi gastrique* est manifeste dans les trois observations ; elle existe sur presque toute l'étendue du viscère et mes deux cas en montrent la prédominance au pylore. On remarquera que, d'après la statistique des auteurs, c'est aussi le pylore qui a le privilège de constituer le siège le plus habituel de l'ulcère simple : ce ait est probablement en rapport avec les fonctions physiologiques si actives de la région pylorique. L'inflammation intéresse toutes les tuniques, surtout les superficielles, la muqueuse, la sous-muqueuse, la couche musculeuse superficielle et reparaît profondément, parfois très intense, dans la musculeuse vraie et même dans le péritoine.

Dans les tuniques ainsi altérées, nous l'avons vue dans les vaisseaux, modifiant la circulation sanguine ; nous l'avons trouvée aussi dans les nerfs, cause certaine des douleurs qui accompagnent dans la règle la maladie ulcéreuse.

Comment ne pas admettre que ce processus inflammatoire, répandu si universellement sur toutes les parties de l'organe, soit la cause véritable de la perte de substance ?

MÉCANISME DE L'ULCÉRATION

Je n'ai pas la prétention d'indiquer ici une variété nouvelle de destruction moléculaire. Ce qui donne évidemment à la lésion qui nous occupe un caractère spécial, c'est l'action du suc gastrique acide, action qui s'exerce sur les éléments privés de circulation sanguine, c'est-à-dire dépourvus d'une alcalinité suffisante pour résister à cet agent de la digestion.

Or, dans les cas que j'ai étudiés et dans lesquels il est impossible d'admettre à l'origine soit l'infarctus de Virchow, soit l'eschare de Lebert, il est facile de comprendre, d'après l'examen des préparations histologiques, sur quel point du rempart muqueux le suc gastrique trouve une brèche ouverte pour pénétrer dans la place. J'ai décrit au-dessous des glandes des cellules rondes, embryonnaires, qui se disposent entre la couche glandulaire et la musculeuse sous-muqueuse en amas d'abord arrondis, puis ovalaires, puis pourvus de prolongements destinés à atteindre, à un moment donné, la surface de la muqueuse en forçant la barrière épithéliale. Les cellules ainsi collectées dégénèrent, se transforment peu à peu en globules de pus et, devenues libres, laissent à leur place une cavité comparable à celle des abcès, constituant d'abord une simple érosion puis, grâce à l'extension centrifuge, un véritable ulcère. Que si le travail destructif se propage dans la profondeur des couches celluleuses, puis musculeuses et péritonéales, que s'il rencontre une artère volumineuse, des accidents graves se produisent : perforation et hémorrhagie, et ce travail se propagera d'autant plus aisément que le suc gastrique rencontrera des tissus mal vascularisés, des tissus où l'inflammation des vaisseaux aura déterminé l'oblitération de leur lumière. C'est de cette façon qu'il faut comprendre, à mon avis, le rôle des altérations vasculaires dues à l'irritation, et spécialement de l'endartérite oblitérante.

Que si, au contraire, après une destruction limitée, l'inflammation devient active, que s'il naît dans la plaie plus ou moins profonde des bourgeons assez riches en vaisseaux pour résister au suc gastrique, comme ceux que Menzel et Stöhr (1) ont soumis à l'action de ce suc, comme ces bourgeons charnus qui, dans l'ingénieux procédé de de Billroth (2), sont utilisés pour la cure chirurgicale des fistules gastriques, alors la cicatrisation pourra s'effectuer et la guérison survenir ; mais le tissu cicatriciel lui-même pourra être secondairement attaqué et perforé.

RÉSUMÉ. — CONSÉQUENCES PRATIQUES.

En résumé, j'admettrai que si la stase veineuse peut jouer un rôle dans la genèse des érosions et secondairement des ulcères simples, ceux-ci ne reconnaissent, en réalité, que deux ordres de causes : les oblitérations artérielles et l'inflammation avec toutes ses variétés. De ces deux ordres de causes, la première n'existe que dans un nombre de cas fort restreint, tandis que l'autre est infiniment plus fréquente.

Plaçons-nous maintenant sur le terrain clinique pour tirer de cet exposé des conséquences pratiques. Peut-on, au lit du malade, à la suite des hémorrhagies caractéristiques, le diagnostic de l'ulcère étant établi, peut-on clas-

---

(1) Wien. med. Woch., 1871.
(2) In Wöllfler, Archiv. fur klin. Chir., 1877.

ser l'ulcère dans une des deux catégories plutôt que dans l'autre, faire, en un mot, le diagnostic de cause?

Si le sujet est âgé, s'il a le cœur malade ou les artères athéromateuses, si l'hémorrhagie s'est montrée brusquement sans symptôme gastrique prémonitoire, on pensera à une oblitération des artères gastriques, lésion capable de produire de grands désordres, des pertes de substance étendues, sans réaction appréciable.

Prenez, au contraire, un individu jeune, surtout une femme, ayant depuis longtemps des signes de dyspepsie, des gastralgies, des douleurs, des vomissements, cherchez dans ses antécédents, dans son histoire clinique, un fait qui ait pu marquer le début de ces accidents plus ou moins prolongés, vous affirmerez alors presque à coup sûr qu'il s'agit d'une inflammation gastrique.

La thérapeutique doit faire son profit de ces données, non pas tant après l'hémorrhagie, à cette époque où, aux yeux de tous les médecins, la glace et le régime lacté constituent le seul traitement applicable, que pendant le stade souvent si prolongé de l'inflammation, de la gastrite. C'est alors qu'il faut prévoir la possibilité de l'ulcère, avec ses accidents d'hémorrhagie ou de perforation et s'efforcer de le prévenir au moyen d'une diète sévère, du lait, des alcalins, et comme M. Millard le conseille toujours, des révulsifs, des cautères à l'épigastre.

CONCLUSIONS.

L'ulcère simple ou perforant de l'estomac n'est pas une affection spécifique, mais doit ses caractères distinctifs à l'action du suc gastrique.

Il reconnaît des causes variables.

Des trois théories suscitées par la recherche de sa pathogénie :

1° La théorie de la stase veineuse (Rokitansky) s'applique surtout aux érosions hémorrhagiques de l'estomac ;

2° La théorie de l'obstacle primitif à la circulation artérielle (Virchow) par thrombose ou par embolie, doit être réservée pour un nombre de cas fort restreint d'ulcères généralement très vastes, très étendus, et probablement de certains ulcères latents ;

3° La théorie de l'inflammation gastrique (Cruveilhier) doit être admise dans la majorité des cas. L'inflammation portant sur tous les éléments, vasculaires et autres, de la paroi, permet d'expliquer d'abord le début, ensuite la progression de l'ulcère.

Cette théorie repose sur un grand nombre de faits cliniques et sur des constatations histologiques qui ne laissent subsister aucun doute.

Elle a des conséquences pratiques de la plus haute importance.

Paris. — Typographie de A. Parent, Davy successeur,
rue Monsieur-le-Prince, 29-31.

www.ingramcontent.com/pod-product-compliance
Ingram Content Group UK Ltd.
Pitfield, Milton Keynes, MK11 3LW, UK
UKHW022210070726
13613UKWH00004B/1572